Dr Raymond TRICOLET

ESSAI SUR LA FORME DU CORPS HUMAIN

DIFFÉRENCIATION

de

QUATRE TYPES INDIVIDUELS

correspondant aux

Quatre Variétés de l'ambiance cosmique

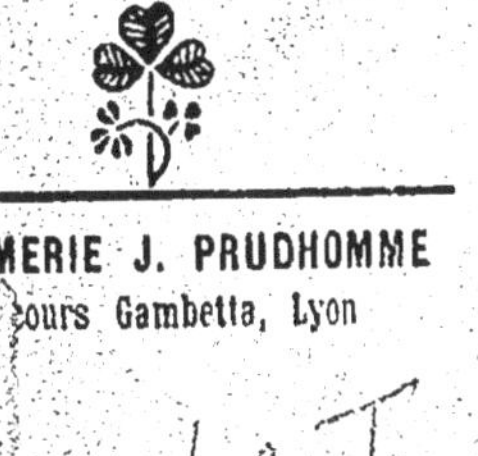

IMPRIMERIE J. PRUDHOMME
...cours Gambetta, Lyon

DIFFÉRENCIATION

DE

QUATRE TYPES INDIVIDUELS

CORRESPONDANT AUX

Quatre Variétés de l'ambiance cosmique

Dʳ Raymond TRICOLET

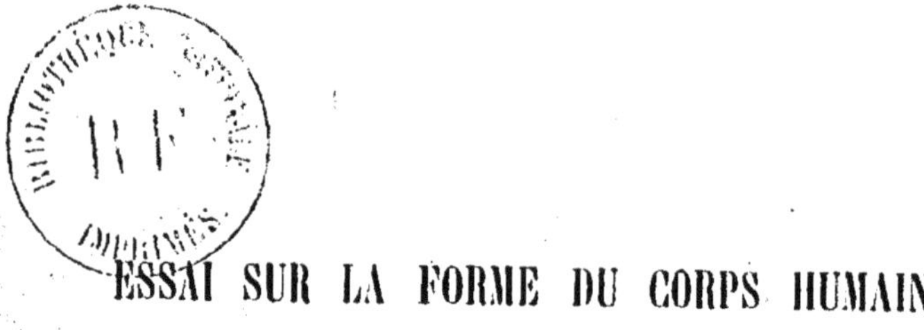

ESSAI SUR LA FORME DU CORPS HUMAIN

DIFFÉRENCIATION

de

QUATRE TYPES INDIVIDUELS

correspondant aux

Quatre Variétés de l'ambiance cosmique

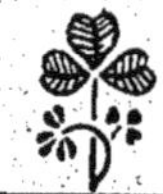

IMPRIMERIE J. PRUDHOMME
32, cours Gambetta, Lyon

A LA MÉMOIRE DE MON PÈRE

————

A MA MÈRE

C'est à son amour et à son dévouement
pour moi que je lui dois ce que je suis ;
ce travail n'est qu'un faible témoignage
de ma profonde affection et de ma filiale
reconnaissance pour elle.

————

MEIS ET AMICIS

A Monsieur le Docteur SIGAUD

Il nous a donné l'idée de ce travail, la
meilleure part lui en revient, nous
n'avons été ici que l'interprète infidèle
de sa pensée.

A MON PRÉSIDENT DE THÈSE :

MONSIEUR LE PROFESSEUR COLLET

Professeur de Pathologie et de Thérapeutique générales
à la Faculté de Médecine de Lyon

Médecin des Hôpitaux.

Nous le prions de bien vouloir agréer
l'hommage de notre profonde reconnaissance pour l'honneur qu'il nous fait en
présidant aujourd'hui notre thèse.

INTRODUCTION

De tout temps médecins, savants, philosophes, ont essayé de diviser et de classer en plusieurs catégories les êtres humains, soit dans un but thérapeutique, soit dans un but philosophique; à cet effet ils se sont adressés tantôt à des caractères anatomiques, tantôt à des modes physiologiques, parfois à des réactions pathologiques. Le plus souvent ils ont dû puiser aux trois sources à la fois, par suite de l'insuffisance d'une seule, sans pouvoir arriver à un résultat stable et défini.

Un des reproches principaux, que l'on peut faire à ces divers essais de classifications, c'est de considérer l'homme à un moment donné de son existence, isolé de toute relation avec le monde extérieur et de ne tenir qu'un compte nul ou insuffisant des diverses influences qui ont présidé à sa formation et à son développement. Or, et tel sera un des points principaux de notre étude, *l'homme dépend essentiellement du milieu où il vit, et l'on ne peut dans une étude, quelle qu'elle soit, séparer l'un de l'autre.*

Il nous a semblé qu'en nous en rapportant à l'étude morphologique des êtres, nous trouverions là un critérium qui nous permettrait de nous faire une conception, sinon absolument précise et mathématique, du moins pratique et clinique, des différents types que peut présenter l'être humain. Mais, quand nous parlons de morphologie, nous n'avons pas en vue l'étude des caractères anatomiques seuls, considérés à l'état de repos, si l'on peut employer cette expression, car nous retomberions dans les défauts des classifications anciennes et nous aurions là une base manifestement insuffisante et même erronée pour notre étude; nous voulons parler ici de la morphologie en évolution, considérée pour ainsi dire à l'état de mouvement dans le temps et dans l'espace (anatomie vivante de Paul Richer).

Nous chercherons à montrer que l'individu est inséparable du milieu ou plutôt des milieux où il vit; nous étudierons les divers milieux où évolue l'organisme; nous montrerons la corrélation qui unit le monde ambiant et l'être vivant, ainsi que leurs influences réciproques.

Nous diviserons l'évolution morphologique de l'homme en deux périodes : une période de *formation*, sur laquelle le milieu exerce une influence décisive, et une période de *fonctionnement*, dans laquelle la forme et la fonction, définitivement orientées, se maintiennent en équilibre avec le milieu.

Nous verrons que l'organisme tend toujours à s'adapter, dans sa période de formation, aux excitations si nombreuses et si variées du monde extérieur et que, suivant la prédominance de telles ou telles excitations ou plutôt de tel ou tel milieu, l'organisme prendra un type spécial caractérisé par la prédominance d'un système anatomique sur les autres.

Enfin nous esquisserons toute l'importance que l'on peut tirer de l'étude morphologique de l'homme, en essayant de montrer que grâce à elle on peut non seulement voir, mais encore prévoir les conditions d'existence le mieux en rapport avec la valeur organique des individus.

Tel sera le plan de notre sujet :

I. — Historique.

II. — Des milieux ; de leurs rapports avec l'organisme.

III. — Évolution morphologique individuelle.

IV. — Types individuels.

V. — Applications générales.

Conclusions.

Bibliographie.

CHAPITRE PREMIER

Historique

L'on entend journellement dans le langage courant ces expressions : « cet enfant a un tempérament lymphatique », « cet homme est un sanguin », cette femme est une nerveuse ». Quelle signification exacte faut-il donner à ce mot de tempérament ? existe-t-il des tempéraments et sur quels caractères repose leur distinction ?

On admet dans la vie commune quatre sortes de tempéraments : le tempérament sanguin, le tempérament nerveux, le tempérament bilieux et le tempérament lymphatique. Enumérons rapidement les principaux caractères que l'on a coutume de leur attribuer.

TEMPÉRAMENT SANGUIN. — Peau rosée, cheveux châtains et souples, face colorée, physionomie animée et gaie, calvitie précoce, embonpoint modéré donnant des formes arrondies et gracieuses. Caractère vif.

Prédispose à la pléthore, aux hémorragies, aux congestions (surtout cérébrales).

L'homme des villes présente ce tempérament.

TEMPÉRAMENT NERVEUX. — Individu à peau pâle, maigre, peu musculeux ; physionomie mobile, pleine d'expressions. Sensibilité exquise ; grandes variations de caractère suivant les circonstances.

Expose aux troubles et maladies du système nerveux.

TEMPÉRAMENT BILIEUX. — Cheveux noirs, système pileux développé, teint mat et brun, visage aux traits accusés, physionomie ferme et intelligente ; caractère ambitieux, aux décisions hardies, suivies avec persévérance.

Prédispose aux affections des voies digestives, aux formes bilieuses pathologiques : pneumonie bilieuse, fièvre bilieuse chez les paludéens.

Ce tempérament s'observe plus souvent dans les populations du Midi que dans celles du Nord.

TEMPÉRAMENT LYMPHATIQUE. — Peau fine et blanche, cheveux blonds, mollesse des tissus ; ganglions sous-maxillaires apparents, grosses amygdales, végétations adénoïdes, voix nasonnée. Caractère apathique, peu sensible, aux décisions lentes.

Prédispose à la scrofule, au rachitisme, à la granulie.

On voit par ce rapide exposé que pour avoir une notion de ce qu'on entend communément par le mot tempérament, l'on est obligé d'avoir recours à la fois à des données anatomiques, physiologiques et même pathologiques ; d'où il résulte que l'on ne peut guère donner une définition concise et nette du tempérament. Toutes celles données jusqu'à ce jour sont d'ailleurs vagues ou erronées : « Centre de gravité de toutes les activités organiques ou fonctionnelles » (Jaccoud) ; « Résultat général pour l'organisme de la prédominance d'action d'un organe ou d'un système » ; « Energie du ressort vital » (Letourneau). On voit par ces quelques exemples combien il est difficile de se faire une idée de ce que peut être un tempérament et par conséquent d'établir une classification à l'abri de la critique. Nous dirons avec Maudeley que ce que le langage courant appelle tempérament n'est qu' « un symbole représentant des qualités inconnues » ; ou plutôt nous nous rangerons à l'avis de M. le Professeur Collet : « le tempérament est une manière d'être de l'organisme transmise par les parents, l'expression en diminutif d'une maladie. »

Par conséquent impossibilité d'assigner une existence, une réalité propre au tempérament et par suite impossibilité de fonder sur lui une classification individuelle.

Un rapide résumé historique va nous éclairer sur le peu de valeur des classifications établies jusqu'à ce jour et qui reposent plus ou moins sur le mot tempérament.

Le premier essai de classification connu des êtres humains remonte à Hippocrate. Dans son *Traité de la nature de l'homme*, il admet qu'à l'état de santé les diverses humeurs de l'organisme sont en proportions égales ; elles se tempèrent les unes par les autres ;

quand l'une d'elle devient prédominante, le tempérament est créé, on a le tempérament sanguin ou bilieux ou mélancolique ou phlegmatique, suivant qu'une
des quatre humeurs constituantes du corps humain,
sang, bile, atrabile, pituite, l'emporte sur les autres.

Galien, commentateur d'Hippocrate, développa la doctrine de son maître et lui fit éprouver quelques modifications. Pour lui il existe neuf formes de tempéraments ; il prend pour base de sa classification les qualités primordiales des quatre éléments : chaud, froid,
sec et humide ; la prédominance d'une de ces qualités
constitue les quatre tempéraments simples ; quatre autres
sont formés par la prédominance de deux qualités
simples chez un même individu et correspondent aux
quatre tempéraments d'Hippocrate ; le neuvième tempérament résulte d'une juste proportion des mélanges.
La doctrine de Galien n'est que celle d'Hippocrate em-
bellie de la théorie des quatre éléments.

Après ces théories *humoristes*, avec Stahl commencent
à apparaître les doctrines *solidistes*. Cet auteur déduit
les tempéraments de la texture des solides et des différents degrés de consistance des humeurs, ou plutôt de
la proportion entre la consistance des fluides et le dia-
mètre des vaisseaux, et de la difficulté plus ou moins
grande des fluides à parcourir leurs canaux ; l'état de
santé dépend de l'exercice plus ou moins pénible de la
circulation. Au tempérament sanguin correspondent
des solides d'une texture spongieuse, parcourue facilement et librement par un sang riche et délié ; chez le
lymphatique les solides ont aussi une texture spongieuse,
mais le sang contient une trop grande quantité de mo-

lécules aqueuses et froides qui amollissent l'organisme ;
dans le tempérament nerveux les vaisseaux sont am-
ples, spacieux, mais les humeurs sont épaisses, la nature craint qu'elles ne cessent de circuler, d'où cette
indécision, cette variabilité dans les actes de l'individu ;
enfin le tempérament bilieux est caractérisé par un
calibre suffisant des vaisseaux et un sang très fluide et
très mobile, d'où rapidité et promptitude des fonctions.

Haller admet la théorie humoriste et solidiste de
Sthal, mais montre surtout qu'il faut tenir compte de
la dose plus ou moins forte d'irritabilité propre des solides. Pour lui des solides résistants unis à une irritabilité développée constituent le tempérament bilieux ; peu
d'irritabilité jointe à une fibre énergique donne le tempérament sanguin ; faiblesse des solides et irritabilité
très développée forment le nerveux ; au tempérament
lymphatique appartiennent des solides faibles et peu
irritables.

Pour Cabanis, il existe six tempérament simples : les
quatre d'Hippocrate, plus un musculaire et un nerveux ;
ici apparaît le premier essai, tendant à rattacher les
tempéraments aux organes. Cabanis tente de classer les
individus suivant le développement plus ou moins
marqué de leurs différents appareils. Richerand adopte
les idées de Cabanis et fait quelques applications à la
pathologie.

Hallé revient aux théories humoristes ; il distingue
des tempéraments généraux et des tempéraments partiels. Les premiers sont au nombre de huit : les quatre
tempéraments d'Hippocrate et les pléthoriques sanguins
ou lymphatiques qui peuvent être locaux ou généraux.

Les tempéraments partiels sont divisés en deux classes, suivant qu'ils dépendent des dispositions spéciales de quelques organes ou systèmes particuliers. Hallé partage en outre les hommes en faibles ou forts, suivant leur résistance à l'action des causes nuisibles. Cette théorie s'est développée au moment des découvertes de Bichat sur l'anatomie des tissus dont elle a fait de fausses applications.

Nous insisterons un peu plus longuement sur la théorie de Thomas, qui repose sur une base plus sérieuse et réelle. Thomas divise et classe les hommes en *crâniens, thoraciques, abdominaux* et en crânio-thoraciques, crânio-abdominaux, et thoraco-abdominaux. L'idée maîtresse de sa classification était juste et naturelle : les hommes peuvent être répartis en plusieurs groupes suivant la prédominance d'un ou plusieurs organes. Malheureusement cet auteur établit la prédominance d'un organe d'après sa forme anatomique pure ; c'est pour lui une simple question de volume. Il a en outre le tort d'envisager la forme anatomique comme un caractère d'identité se suffisant à lui-même, isolée de toute influence extérieure, indépendante de tout contact avec le monde extérieur ; il ne sait pas distinguer dans la vie morphologique d'un être deux aspects différents : la morphologie de formation et la morphologie de fonctionnement. Aussi, pour légitimer sa classification, est-il obligé de conclure : « du tempérament thoraco-abdominal jusqu'à sept ans, l'homme peut passer successivement de sept à quatorze crânien ; de quatorze à vingt-cinq crânio-thoracique ; de vingt-cinq à trente-cinq mixte ; de trente-cinq à quarante-cinq tho-

raco-abdominal, pour finir abdominal dans la vieillesse. »
En résumé la plus grosse critique que l'on puisse
adresser à Thomas c'est que partant d'une idée première juste, mais insuffisante, il a abouti non point à
une classification individuelle, mais à une étude plus
ou moins grossière et plus ou moins exacte de la morphologie extérieure de l'homme aux différents âges de
la vie.

Avec Henle et Wundt les différences permettant de
classer les individus ne reposent plus que sur le système
nerveux. Pour Henle le système nerveux a une tonicité
propre variable avec chaque individu. Wundt établit
une classification par les degrés dans l'énergie et la
rapidité de succession des vibrations nerveuses : on a le
tempérament fort, faible, prompt, lent ; par leur com-
binaison deux à deux on a le tempérament fort et
prompt (colérique), fort et lent (mélancolique), faible
et prompt (sanguin), faible et lent (lymphatique). Cette
classification repose sur une base purement psycho-
logique ; c'est plutôt une étude du caractère que de l'organisme.

CHAPITRE II

Des milieux ; de leurs rapports avec l'organisme

Nous avons dit, dans le chapitre précédent, que tous les essais de différenciations individuelles faits ou tentés de Hippocrate jusqu'à nos jours étaient insuffisants ou erronés. C'est que tous les auteurs ont fait œuvre de pathologistes ou de philosophes, mais non de biologistes ; ils ont eu le tort d'isoler l'individu de toute relation avec l'ambiance cosmique et avec le temps, de le considérer, si on peut dire, dans le vide ; or l'homme est inséparable du milieu où il vit et évolue, et il est impossible de l'étudier et de le comprendre, si l'on fait obstraction du milieu qui le vivifie.

La vie individuelle n'est, en somme, qu'une série de réactions de l'organisme, provoquées, entretenues par les diverses excitations provenant du milieu extérieur.

Donc on conçoit qu'il ne peut être question d'avoir une connaissance exacte de la matière organisée si l'on n'étudie en même temps et parallèlement les sources de son activité. Quelles sont ces sources ? On peut distinguer dans l'ambiance cosmique, où s'agite l'être humain quatre milieux distincts : un *milieu atmosphérique*, cause des excitations respiratoires ; un *milieu alimentaire*, qui donne naissance aux excitations digestives ; un *milieu physique*, qui provoque les réactions musculaires ; un *milieu social*, origine des excitations cérébrales.

L'être humain naît, évolue et meurt dans cette ambiance cosmique. Il est non seulement en contact, mais encore *en continuité matérielle* avec celle-ci par quatre grands systèmes anatomiques ; chacun de ces systèmes est en corrélation étroite au point de vue morphologique et fonctionnel avec l'un des éléments composants de cette ambiance.

Le système broncho-pulmonaire correspond au milieu atmosphérique, le système gastro-intestinal au milieu alimentaire, le système musculo-articulaire au milieu physique, le système cérébral au milieu social.

L'on peut dire qu'il n'est pas tenu un compte assez important du lien étroit qui unit l'individu au monde extérieur. Le rôle de ce dernier dans la vie des êtres n'apparaît, en général, que dans les états dits pathologiques. Chez le jeune enfant, par exemple, les faits sont nets et évidents : déformation du squelette, ventre gros ou affaissé, lenteur, parfois même arrêt de croissance, ou au contraire poussée exagérée avec amaigrissement extrême, tous ces phénomènes morphologiques ne font que traduire souvent un milieu alimentaire insuffisant, soit qualitativement soit quantitativement.

Ne voit-on pas continuellement en thérapeutique le rôle primordial que jouent les divers milieux dans la vie des êtres ? A tel individu on conseillera une cure de repos, à son voisin au contraire un exercice journalier et intense ; à tel autre on ordonnera un changement de résidence, une cure d'altitude, etc., etc.

Par ces quelques exemples, il est aisé de saisir combien est grande l'influence du monde extérieur sur l'organisme. Mais puisqu'on admet que ce monde ambiant est capable de modifier l'évolution morbide d'un individu, pourquoi ne pas admettre qu'il joue aussi un rôle dans sa genèse, dans sa formation ? Dès sa sortie du sein maternel l'homme n'entre-t-il pas en rapport avec le monde extérieur ?

Mais les divers milieux cosmiques, sources des excitations vitales, ne sont jamais répartis dans des proportions égales et n'ont jamais une composition fixe ; il est évident que dans une grande ville, par exemple, le milieu social occupe une grande place, tandis qu'il est réduit au minimum dans les campagnes, où son insuffisance est remplacée par une richesse incomparable du milieu physique ou atmosphérique.

D'autre part, si l'on considère les individus au début de leur vie, quelles différences entre la vie d'un enfant de manœuvre ou de paysan et celle d'un enfant de riches citadins !

En définitive, les conditions de vie, qui président à la formation de l'organisme d'un individu, peuvent varier en quelque sorte à l'infini.

Donc, ce qui frappe l'observateur, c'est une inégalité, une dyssymétrie des milieux composant le monde exté-

rieur ; on note toujours une prédominance d'un milieu ou de plusieurs sur les autres ; de là, cela se conçoit, une inégalité d'influence. Or chaque système anatomique ayant son excitant naturel, chaque fonction
s'exerçant dans un milieu propre, il est possible d'en-
trevoir déjà, chez les divers individus, une asymétrie
des différents systèmes anatomiques dans la forme et la
fonction et, par suite, dans leur évolution.

Mais nous devons nous hâter de dire que le milieu
naturel n'est pas le seul facteur qui règle la formation
d'un être humain ; il faut aussi tenir compte de l'hérédité.
Et nous disons dès à présent que l'on peut diviser en
deux catégories principales les individus : les uns obéissent aux milieux dans leur mode de formation, les
autres les subissent sans quitter la voie qui leur est
tracée par leur hérédité.

Chez les premiers il est communément admis que le
milieu modifie fréquemment l'organisme au cours de
l'existence ; dans les premiers temps de la vie, par
contre, alors que l'organisme est en quelque sorte
vierge de toute impression, hormis. celle de l'hérédité,
on a omis d'étudier cette même influence des milieux
sur la formation des divers appareils de l'économie.

C'est que jusqu'à présent on a plutôt fait de la morphologie humaine, une question de volume, de dimensions, de forme en soi, mais on n'a pas tenté de voir
les conditions qui la déterminaient, sauf peut-être dans
les cas morbides, qui ne sont en somme que des acci-
dents au cours d'une vie individuelle ; en un mot, on
a fait de la morphologie appliquée en pathologie avant
d'en faire en biologie.

CHAPITRE III

Evolution morphologique individuelle

Nous venons de dire, dans le chapitre précédent, que l'organisme est en rapports constants et étroits avec les quatre milieux constituant le monde extérieur ; nous avons déclaré que puisqu'en clinique on admet que le milieu est capable d'avoir une influence sur l'individu en pleine évolution, on pouvait soulever l'hypothèse qu'il prenait une importance capitale lors de la naissance de ce dernier et supposer qu'il entrait pour une large part dans sa formation et son orientation morphologique. En un mot, nous allons prendre l'individu à sa naissance, voir comment il prend contact avec les divers milieux du monde extérieur et si ces derniers ont une influence sur sa formation ; nous allons esquisser ce que nous comprenons sous le nom d'évolution individuelle, c'est-à-dire les rapports de l'organisme avec l'ambiance cosmique considérés dans le temps.

Que doit-on entendre par formation de l'organisme ? « Au point de vue morphologique, c'est l'apparition successive d'éléments anatomiques différenciés, correspondant à autant de formes élémentaires de la matière cosmique ambiante ». (SIGAUD, traité de la digestion).

Mais cette dernière possède des formes indéfiniment variées et presque innombrables ; et l'organisme humain, quelque soit son degré de perfection, sera toujours inférieur ; il essaiera, mais en vain, de réaliser une adaptation idéale, plus ou moins complète avec les diverses formes de la matière inorganique ; son effort ne pourra jamais aboutir à réaliser une parité absolue entre ses formes anatomiques et les formes du monde extérieur. Il est facile de comprendre qu'il ne peut en être autrement, car si l'organisme devait arriver à un unisson complet avec le milieu ambiant, la formation en aurait une durée illimitée, par suite de l'infinité des formes de la nature.

C'est de cette imperfection de l'organisme humain que proviennent deux phénomènes : d'abord, phénomène d'arrêt de la formation ; en second lieu, phénomène d'isolement et d'autonomie des éléments anatomiques. L'on peut tirer de ce double fait, au point de vue morphologique, une division de la vie de l'organisme en deux périodes : une première période dite *période de formation*, et une seconde que nous appellerons *période de fonctionnement*.

Nous allons étudier chacune de ces périodes, mais surtout la première, qui est l'objet principal de notre travail.

MORPHOLOGIE DE FORMATION

A sa naissance, l'organisme apporte une force élastique fixe, qui lui permet de réagir aux diverses excitations provenant des milieux naturels et de s'adapter aux conditions imposées par la nature même. Ce pouvoir réactionnel, qui constitue l'irritabilité cellulaire, est transmise par les générateurs, il forme l'hérédité de l'individu, il n'est lui même que la résultante des diverses forces élastiques des ascendants et a une valeur fixe et limitée.

La vie n'est en somme qu'un conflit perpétuel entre les diverses forces de la nature et l'organisme, c'est une série de contacts: excitation de l'ambiance cosmique, d'une part, réactions de l'être humain, d'autre part, ce dernier cherchant à s'adapter aux milieux dans lesquels il est plongé pour réaliser l'équilibre vital.

Mais dans cette lutte les forces des deux adversaires sont bien inégales; d'une part la nature avec son infinie variabilité de formes, d'autre part l'organisme n'ayant qu'un pouvoir réactionnel fixe et dont la valeur est déterminée par son hérédité; on peut donc prévoir l'issue du combat et se rendre compte que l'organisme, qui au début réagira au moindre contact extérieur, qui essaiera par une multiplication de ces éléments anatomiques de répondre à toutes les excitations des milieux ambiants et, par suite, de perfectionner sa forme, finira par devenir de moins en moins sensible pour aboutir à un isolement plus ou moins complet du monde extérieur.

Mais à mesure que son pouvoir réactionnel décroît que son irritabilité cellulaire diminue, son organisation augmente, sa personnalité grandit, sa forme est constituée; elle ne subira plus que des oscillations destinées à maintenir un équilibre vital plus ou moins parfait.

On peut voir ce que nous entendons dans la vie d'un être par période de formation : c'est cette partie de l'existence pendant laquelle l'organisme, à l'affût de toutes les excitations cosmiques, cherche sa voie, son orientation morphologique et fonctionnelle, pendant laquelle *il fait effort pour être.*

Entrons maintenant dans l'étude réelle des faits et voyons comment l'individu prend contact avec les divers milieux ambiants. Nous supposerons dans cette étude que les quatre milieux extérieurs ont une valeur égale et qu'il n'y a prédominance d'aucun d'eux; nous voyons alors que l'organisme ne prend pas contact simultanément avec eux, mais successivement; il y a une série d'échelons.

Dès la sortie du sein maternel, la vie respiratoire est complète, le système broncho-pulmonaire trouve tout de suite, sans hésitation, ni tâtonnement, dans le milieu atmosphérique un excitant suffisant et nécessaire à son fonctionnement. Le système digestif reste quelque temps isolé à demi du monde extérieur;

il lui faut un excitant spécial : le lait maternel, et pendant quelques années il aura besoin d'une alimentation
choisie avant d'entrer franchement en rapport avec
le milieu alimentaire naturel. Dans les premiers temps
de l'existence les deux systèmes respiratoire et digestif
sont prédominants et assurent presque à eux seuls
l'équilibre vital ; quant au système musculaire, il ne
révèle son existence que par quelques mouvements
faibles et de peu d'amplitude ; ce n'est qu'au bout de
quelques années qu'il trouve dans le milieu physique
une source d'excitations propices à favoriser son développement. Le système cérébro-spinal, qui au début
ne se révèle guère que par les alternatives de veille
et de sommeil, trouve plus tard encore son fonctionnement intégral et son libre exercice.

Cette simple étude nous permet de nous faire une
idée approximative de la précocité et de la valeur du
pouvoir d'adaptation de nos divers systèmes anatomiques, qui sont par ordre décroissant : appareil respiratoire, appareil digestif, appareil musculaire et appareil
cérébral. Cette première hiérarchie, ou plutôt cette
dyssymétrie fonctionnelle, est solidaire d'une dyssymétrie morphologique et suit une marche parallèle, car
forme et fonction ne sont que deux aspects d'un même
fait biologique ; la première n'est en somme que la seconde objectivée. En effet si la fonction respiratoire est
la première comme précocité d'adaptation aux conditions cosmiques, le thorax est également le premier à
atteindre sa perfection morphologique, puis viennent
l'abdomen, l'appareil locomoteur et le système cérébral.

N'est-ce pas d'ailleurs dans l'examen du thorax, dans

sa forme, ses dimensions, que de tout temps on a
cherché les signes de faiblesse ou les marques de vi-
gueur d'un individu ? On connaît l'importance attachée,
de nos jours encore, à l'examen extérieur et aux men-
surations de la cavité thoracique dans les conseils de
révision. C'est à propos du thorax qu'on a tenté de
construire une formule mathématique (1) qui traduirait
la valeur physique d'un sujet.

Nous avons esquissé dans les pages qui précèdent la
formation de l'individu ; nous avons montré comment
ce dernier prend contact avec les quatre milieux composant le monde naturel, et nous avons été frappé par
la dyssymétrie qui existe dans la précocité d'adaptation
des divers systèmes anatomiques aux milieux, sources
de leur activité, et par suite dans la précocité de leur
morphologie. Mais, pour simplifier l'exposé des faits,
nous avons dû schématiser et supposer que dans la
composition de l'ambiance cosmique chaque milieu
entrait pour une part égale ; or il n'en est rien et nous
avons vu dans le chapitre précédent que ce qui frappe
dans l'étude du monde naturel, c'est l'asymétrie de sa
constitution.

Voyons rapidement comment avec de pareilles condi-

____

(1). Coefficient de robusticité. $=$ Taille. — (Périmètre thoracique$+$
Poids). Formule de Pignet.

Coefficient de robusticité. $= \dfrac{\text{Poids.} + \text{Périmètre thoracique.}}{\text{Taille.}}$

(En expiration forcée. Formule allemande.

La robusticité est d'autant plus grande que le chiffre obtenu est
plus petit.

tions cosmiques se forme un organisme. Il y a lieu de distinguer deux grandes classes d'individus : les uns ont un pouvoir d'adaptation facile et complète aux excitations ambiantes, quelles qu'elles soient ; leur constitution s'établit, leur forme se manifeste suivant la où les prédominances du milieu où ils sont plongés ; de là des individualités aux caractères morphologiques nets et tranchés ; — les autres, doués d'un faible pouvoir de réaction vis-à-vis des influences du monde inorganique, ne font qu'obéir à leur hérédité et suivre la voie qu'elle leur indique.

Nous ne faisons ici que citer ces deux classes d'individus ; nous justifierons et expliquerons notre division dans notre prochain chapitre.

Il nous faut, maintenant que nous avons indiqué la constitution de la forme, étudier comment et dans quelles conditions elle se maintient, quelles oscillations elle subit aux deux périodes de la vie ; après avoir vu l'effort de l'organisme pour être, voyons maintenant l'effort pour vivre ; c'est ce dernier effort qui répond à notre période de fonctionnement.

MORPHOLOGIE DE FONCTIONNEMENT

Nous n'avons l'intention ici que de donner une ébauche de l'étude de cette période, car nous sortirions des limites de notre sujet, n'ayant eu en vue dans notre travail que d'étudier la *constitution* de la forme chez l'homme, d'en tirer une classification et d'indiquer les déductions immédiates qui découlent de cette dernière.

Nous déclarons que dans cette période on peut différencier deux sortes d'individualités morphologiques, l'une que nous appellerons type à morphologie fixe, l'autre type à morphologie variable.

Type individuel à morphologie fixe. — C'est l'être qui possède une élasticité suffisante, un pouvoir d'adaptation maximum qui lui permettent de conserver une morphologie presque invariable.

Cet individu, à sa naissance, possède, de par son hérédité, une aptitude à réagir d'une façon élective aux excitations d'un des éléments du monde extérieur, d'un des milieux ; avec l'âge, ses préférences vont en s'accusant ; le milieu atmosphérique semble indifférent, le mode d'alimentation parait simple, l'exercice musculaire est modéré et proportionné en force et en forme à la constitution du système musculaire ; puis la vie cérébrale va progressant et se compliquant jusqu'à son complet épanouissement à l'âge adulte. On a alors un organisme nettement asymétrique, où un appareil prédomine incontestablement sur les autres. Cet individu trouve rapidement et facilement sa place dans le milieu social, et, dans ce milieu, son activité cérébrale va en se spécialisant avec les progrès de l'âge. Dans un pareil organisme il n'existe d'autre signe de sénilité qu'une diminution progressive d'activité des différents systèmes anatomiques, diminution qui va de l'appareil le plus inférieur à l'appareil prédominant ;

quand ce dernier se ralentit, c'est la fin rapide de l'individu.

A quoi est due une vie si calme et si harmonieuse, liée à une telle fixité dans la forme ? A la décroissance de l'irritabilité cellulaire, décroissance qui se fait d'une façon lente, progressive, régulière, absolument parallèle à la diminution des excitations cosmiques.

Type individuel à morphologie variable. — Chez l'individu que nous venons d'étudier, nous avons une évolution facile et franche, une fixité dans la morphologie, grâce à une complète et facile adaptation de l'organisme aux excitations cosmiques, due elle-même à une irritabilité cellulaire suffisante ; chez notre second type, cette dernière est insuffisante pour assurer l'unisson de la vie intérieure et de la vie extérieure de l'organisme, d'où *effort* continuel d'adaptation, effort qui se traduira par une variabilité morphologique.

Ce sont avec l'âge des déformations très variables, généralisées ou localisées, pouvant occuper alternativement ou successivement tous les appareils de l'économie (gros ventre, déviation de la colonne vertébrale, voussure ou aplatissement du thorax, etc.)

CHAPITRE IV

—— ——

Types individuels

Nous avons montré que l'homme était inséparable
du milieu extérieur; nous avons trouvé dans ce
dernier quatre sources distinctes des excitations vitales, nous avons vu qu'elles n'existaient pas en proportions fixes et égales dans l'ambiance cosmique, qu'il
y avait toujours prépondérance d'une ou plusieurs
d'entre-elles, qu'il y avait en somme dyssymétrie de la
nature inorganique. Voyons maintenant si, en réunis-
sants ces quelques données simples et évidentes, on
peut tenter une classification individuelle et la justifier
par quelques exemples concrets.

Nous avons dit qu'à sa naissance l'être humain
apporte un pouvoir de réaction en vertu duquel il s'ef-
force de s'adapter au monde extérieur; et nous savons
que les éléments de ce dernier sont toujours iné-
gaux qualitativement et quantitativement. En définitive, irritabilité cellulaire et dyssymétrie inorganique,
tels sont les deux facteurs primordiaux de la forma-

tion de l'individu et de ses caractères morphologiques.

D'une part, effort constant de l'organisme pour s'adapter d'une manière aussi parfaite que possible au monde ambiant, d'autre part, asymétrie dans la composition de ce dernier et, par conséquent, dans ses influences excitantes, entraineront forcément une inégalité dans les divers efforts de l'organisme en voie de formation. Il en résultera une asymétrie dans la constitution de la matière organique, qui se traduira objectivement à l'œil de l'observateur par une série de caractères morphologiques ; ceux-ci donneront un cachet spécial à l'organisme par suite de la prédominance de l'appareil anatomique qui aura enregistré la somme prépondérante d'excitations cosmiques.

L'être humain dérive d'un élément anatomique unique qui contient en germe les quatre appareils fondamentaux ; c'est par une série de division de cet élément anatomique que se formeront ces quatre appareils. Si les influences des divers milieux étaient égales, il en résulterait la constitution de quatre groupes cellulaires de même valeur, qui donneraient naissance à un organisme franchement symétrique, où les divers appareils seraient de même importance ; mais, par suite de la prédominance d'un ou de plusieurs milieux dans le monde extérieur, il en résulte la formation d'un organisme asymétrique, où les quatre groupes cellulaires sont d'inégale valeur, où tantôt le système nerveux l'emporte sur les autres appareils, tantôt il y a prépondérance du système musculo-articulaire, etc.

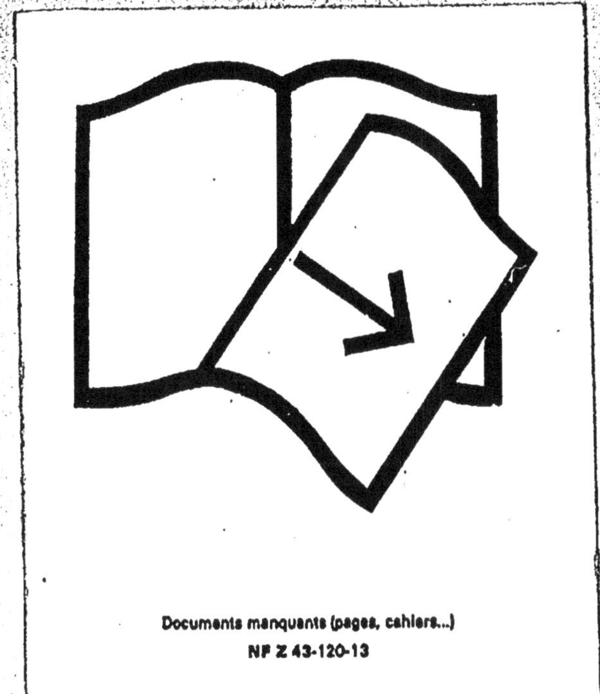

Documents manquants (pages, cahiers...)
NF Z 43-120-13

DE LA PAGE 39
A LA PAGE 42

par exemple, que le type cérébral d'intelligent et que le musculaire doit être un esprit médiocre ; nous voulons seulement dire que chez un individu, soit musculaire, soit cérébral, etc., le rendement maximum, optimum de la machine, que constitue l'organisme humain, ne sera atteint que lorsque l'appareil prédominant trouvera dans le milieu ambiant la somme suffisante et nécessaire d'excitations pour assurer son libre et plein exercice. Ainsi un musculaire ne pourra se livrer à des spéculations intellectuelles que lorsqu'il aura trouvé dans le monde ambiant une certaine somme d'excitations physiques, alors que le mode d'alimentation n'aura que peu d'influence sur le fonctionnement de ses appareils organiques. Tel autre organisme ne pourra vivre longtemps dans un même milieu atmosphérique, il ne pourra supporter l'existence que par une vie à l'air libre et en changeant souvent de résidence, etc.

Mais à côté de ces types individuels que nous venons d'esquisser, aux caractères nets et tranchés, remarquables par un pouvoir réactionnel déterminé et franc, se classe une catégorie d'individus caractérisés au contraire par un défaut plus ou moins marqué de sensibilité aux diverses excitations de l'ambiance cosmique ; chez eux l'irritabilité cellulaire est minimum et, par suite, le pouvoir d'adaptation aux différentes formes du monde extérieur très limité ; on pourrait dire que ce sont des êtres qui entrent en contact, mais non en continuité avec les divers milieux, où ils prennent naissance et évoluent ; ils suivent uniquement la voie qui leur est indiquée par leur hérédité ; c'est ainsi qu'on peut avoir un musculaire dans un milieu intellectuel, un cérébral dans un milieu physique, etc. Il ne peut y avoir unisson entre les forces héréditaires et les forces naturelles; il y a par moments véritable opposition entre-elles. Il se constitue ainsi des types individuels indécis, aux caractères multiples et parfois contradictoires; on se demande quelle est leur prédominance anatomique ou physiologique; on ne saisit par leur orientation; c'est de telles individualités que l'on dira *aptes à tout, bons à rien*.

Enfants, ce sont des élèves médiocres, de résistance physiologique faible; adolescents, des êtres inconstants dans leurs projets, ne pouvant jamais réaliser leurs entreprises, aux variations morphologiques déconcertantes; hommes faits, des individus de valeur physique et morale médiocre; ce sont eux qui forment la grande masse des individus de valeur sociale quelconque et qui fournissent le plus grand contingent d'états pathologiques.

CHAPITRE V

———

Applications générales

De cet essai de classification découlent quelques conséquences pratiques générales.

En face d'un individu le clinicien s'efforcera de rechercher les signes d'une prédominance organique, et partant de déterminer le type individuel auquel il peut le rattacher. De cette connaissance il pourra déduire les conditions d'ambiance cosmique qui ont présidé à sa formation et prévoir les meilleures conditions d'existence propres à assurer au sujet un épanouissement maximum de ses facultés physiques et morales. Il sera en mesure de prévenir ainsi les défaillances de cet organisme, devinera ses modifications ultérieures et, par conséquent, sera à même d'en diriger, d'en modérer, au besoin d'en enrayer la marche ou l'apparition ; il fera en même temps œuvre d'hygiéniste et de thérapeute.

Ce rôle du clinicien sera bien différent suivant les individus. Chez les uns, doués d'une prédominance morphologique franche, d'une asymétrie organique nette, l'organisme, grâce à cette dernière, trouvera toujours son orientation, quelles que soient les conditions d'existence dans lesquelles il sera placé : *cérébral*, l'individu deviendra un lettré, un savant, un administrateur, etc.; *musculaire*, ce sera un artiste, un orateur, un artisan quelconque ; *respiratoire*, il deviendra un navigateur, un explorateur, un guerrier ; ce sont les respiratoires qui supportent les climats extrêmes, qui relient les groupes humains entre eux, etc. ; *digestif*, il a un rôle moins élevé, mais non moins important ; il ne vit que par l'aliment, dont il sait discerner les moindres nuances, dirigeant souvent son entourage dans la voie diététique la meilleure.

Avec de pareilles individualités il y aura peu à intervenir pour le clinicien, qui ne fait qu'assister à l'épanouissement de l'organisme.

Mais lorsque la prédominance organique est mal dessinée, qu'il s'agit d'un être indécis, aux caractères peu tranchés, les tendances physiologiques sont hésitantes et obéissent plus ou moins à des influences extrinsèques, d'où une éducation avec contrainte, une morphologie irrégulière de formation et, par la suite, une vie incomplète, dans laquelle l'organisme ne donne pas sa pleine mesure ; l'adaptation professionnelle, notamment, est pénible et crée un état d'instabilité permanente de l'économie, favorisant l'apparition des états pathologiques. C'est alors que le clinicien peut tout ; il doit s'efforcer de placer l'être dans le milieu le plus favorable, éviter qu'un cérébral soit surmené physiquement, qu'un musculaire mène une vie sédentaire, qu'un respiratoire vive dans un air confiné, etc.

Ne voit-on pas journellement des individus, qui enfants ne furent jamais que des élèves médiocres, ne donnant que peu de promesses pour l'avenir, devenir au contraire des êtres supérieurs, lorsque les conditions d'existence ont été radicalement changées, par exemple, cessation de l'internat, existence dans un milieu plus libre, changement d'alimentation ou de relations sociales.

Nous nous permettrons ici de faire quelques critiques sur la manière dont on comprend, en général, l'éducation d'un enfant au point de vue physique et intellectuel ; ce sera en même temps montrer le parti prophylactique que l'on peut tirer de l'étude et de la différenciation morphologiques des individus. On peut dire qu'on applique une uniformité trop rigoureuse et trop sévère dans les moyens d'éducation de l'enfant et qu'il n'est pas tenu assez compte de ses aptitudes ou de ses préférences. En général, internement plus ou moins absolu dans un lieu réunissant des conditions atmosphériques quelconques, les mêmes pour tous, exercices physiques appliqués indistinctement à la collectivité et surtout modes d'alimentation rigoureusement identiques qualitativement et quantitativement pour tous les sujets, enfin, par suite du nombre forcément restreint des élèves, milieu social qui manque de variété et de richesse. Et pourtant combien sont différents tous ces types individuels ! Tel enfant aura besoin d'une large dépense de forces physiques, tel autre demandera une nourriture abondante et variée (d'où impossibilité d'établir une ration alimentaire fixe) ; enfin un autre exigera une vie à l'air libre, une grande richesse du milieu atmosphérique, etc.

Ne pourrait-on aussi trouver dans des mauvaises conditions d'ambiance cosmique l'explication de cas pathologiques ?

Tel individu, habitué à une vie un peu vagabonde, n'ayant pu se fixer dans un lieu déterminé, ayant besoin d'un milieu atmosphérique varié et sans limites, peut trouver, par exemple, dans la vie de caserne une source de dépression de son organisme, qui expliquerait son mauvais état général et nous renseignerait souvent sur les motifs de ses fugues et désertions répétées. Tel autre, paysan habitué à la vie de campagne, poussé par l'appât du gain, vient travailler à la ville et ne tarde pas à présenter des signes de troubles fonctionnels organiques ; il suffit de le renvoyer à son village natal pour voir disparaître tous ces troubles.

Nous pourrions multiplier les exemples qui montrent que le clinicien, en face d'un individu, devra s'efforcer, avant toutes choses, de rechercher s'il est placé dans des conditions cosmiques en rapport avec sa prédominance organique. Cette première condition est primordiale et capable à elle seule d'assurer le plein épanouissement de sa personnalité. Le clinicien pourrait non seulement voir, mais encore prévoir. Ainsi se trouverait réalisé le vœu de Claude Bernard : « La médecine aurait accompli un progrès immense, s'il était possible de prévoir dans l'état de santé les diverses prédispositions morbides et de prédire ainsi l'approche du danger. »

CONCLUSIONS

I. — Jusqu'à nos jours tous les efforts de classification des êtres humains n'ont abouti qu'à la création de types morbides (tempéraments).

II. — L'organisme humain est inséparable du monde extérieur, où il trouve les conditions de son fonctionnement vital.

Dans l'ambiance cosmique ont peut distinguer quatre milieux, sources des excitations de l'être vivant : milieu atmosphérique, milieu alimentaire, milieu physique, milieu social.

Chacun de ces milieux entre pour une part inégale dans la composition du milieu naturel : d'où dyssymétrie de la nature.

III. — L'organisme dans sa période de formation tend à s'adapter au milieu cosmique. Par suite de l'asymétrie de ce dernier, il y a asymétrie dans la formation des divers systèmes anatomiques de l'individu et prédominance de l'un d'eux, qui imprime à l'organisme un cachet spécial ; d'où création de types individuels différenciés morphologiquement, *type respiratoire*, *type digestif, type musculaire, type cérébral.*

IV. — Cette prédominance d'un appareil, chez un être, n'entraîne pas une direction des autres appareils de l'organisme ; elle assure seulement son fonctionnement optimum et renseigne sur son évolution.

INDEX BIBLIOGRAPHIQUE

ADELON. — Physiologie de l'homme.

ANNALES D'HYGIÈNE PUBLIQUE, novembre 1908.

ARCHIVES MÉDICO-CHIRURGICALES DU CENTRE, mars 1905.

BONNIER. — L'enchaînement des organismes.

BOUCHARD. — Traité de pathologie générale.

BOURGELAT. — Traité de la conformation extérieure du cheval.

BULLETIN DE LA SOCIÉTÉ FRANÇAISE D'HISTOIRE DE LA MÉDECINE, 1905.

BULLETIN MÉDICAL, décembre 1908.

BURLUREAUX. — La lutte pour la santé.

CABANIS. — Rapports du physique et du moral de l'homme.

CABANIS. — Mémoire sur l'influence des tempéraments sur la formation des idées et des affections morales.

CHANTEMESSE et PODWYSSOTSKI. — Les processus généraux.

CLAUDE BERNARD. — Introduction à l'Étude de la médecine expérimentale.

COLLET. — Cours de pathologie et de thérapeutiques générales, 1907-1908.

COURMONT. — Précis de pathologie générale.

DALLEMAGNE. — Stigmates biologiques et sociologiques de la criminalité.

DIEULAFOY. — Clinique médicale.

HIPPOCRATE. — De la nature de l'homme.

Jaccoud. — Dictionnaire des sciences médicales.
Jacoulet et Chomel. — Traité d'hippologie.
Journal universel des Sciences Médicales, avril 1821.

Lebon. — L'évolution de la matière.
Le Dantec. — Eléments de philosophie biologique.
Letourneau. — De la physiologie des passions.
Ludolf Krehl. — Précis de pathologie générale.

Malapert. — Les éléments du caractère.

Presse Médicale, mars 1902.

Rostan. — Cours de médecine clinique.
Ribery. — Le caractère et le tempérament.
Richer Paul. — Bulletin Médical, 1908.

Sigaud. — Traité clinique de la digestion.
Sigaud et Vincent. — Les origines de la maladie.
—   —   La clinique, ce qu'elle est, ce qu'elle doit être.
Spencer Herbert. — Principes de biologie.

Thomas. — Physiologie des tempéraments ou constitutions.

TABLE DES MATIÈRES

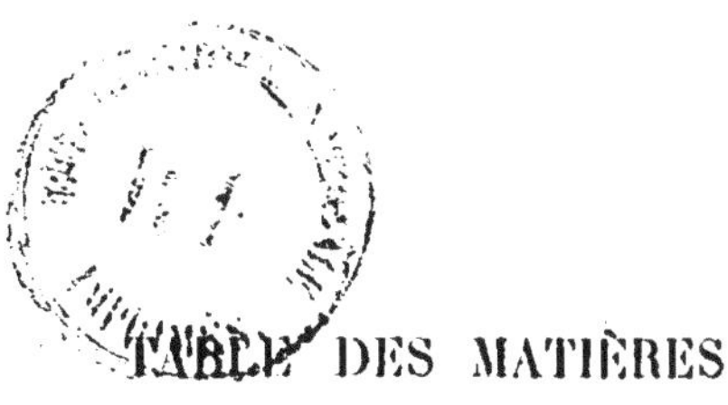

Imp. PRUDHOMME, 33, cours Gambetta, Lyon

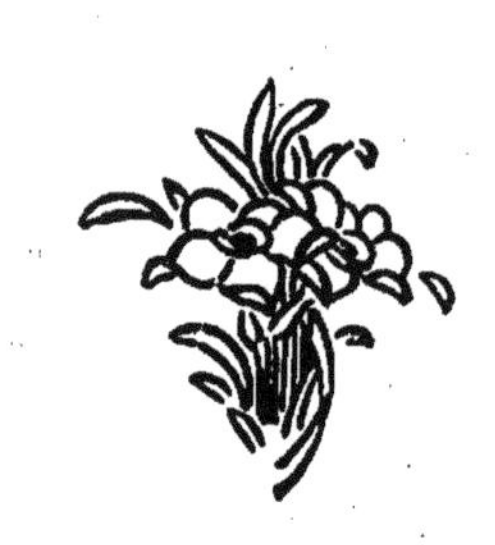

RED. :

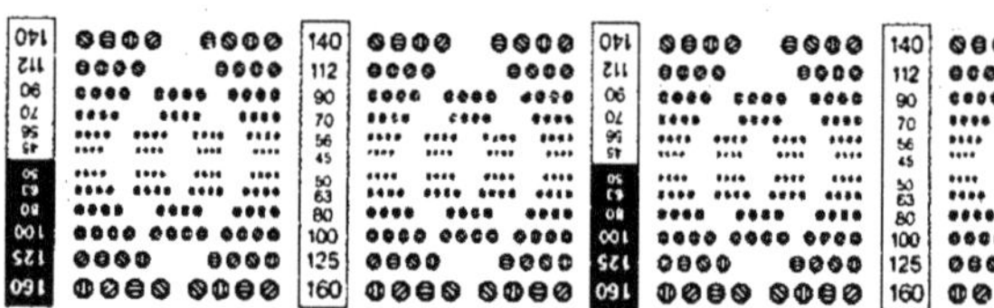

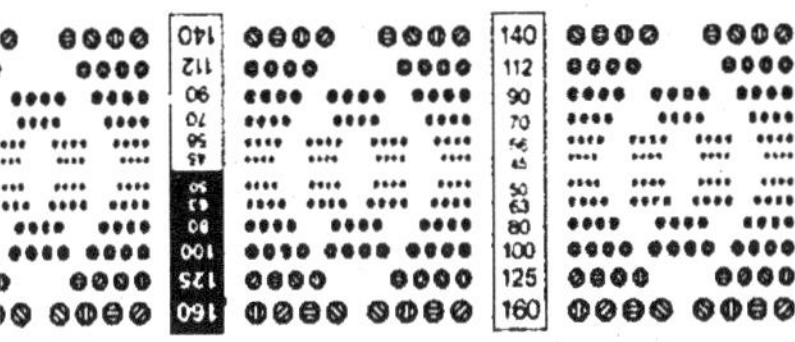

22
MIRE ISO N° 1
NF Z 43-007
AFNOR
Cedex 7 - 92080 PARIS-LA-DÉFENSE

www.ingramcontent.com/pod-product-compliance
Ingram Content Group UK Ltd.
Pitfield, Milton Keynes, MK11 3LW, UK
UKHW021703130726
13696UKWH00004B/1632